AF312450

# DE LA VALEUR COMPARÉE

## DE L'ORTHODIAGRAPHIE ET DE LA PERCUSSION DU CŒUR

DANS LE

# RÉTRÉCISSEMENT MITRAL PUR

PAR


## Le docteur H. VAQUEZ

PROFESSEUR AGRÉGÉ A LA FACULTÉ DE MÉDECINE DE PARIS
MÉDECIN DE L'HÔPITAL SAINT-ANTOINE

ET

## Le docteur E. BORDET

(DE PARIS)


---


PARIS

IMPRIMERIE DE LA *SEMAINE MÉDICALE*

51, rue Croix-des-Petits-Champs, 51

1909


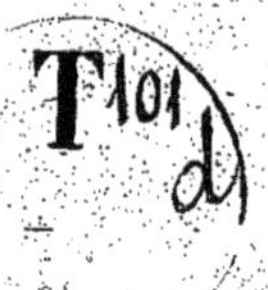

# DE LA VALEUR COMPARÉE

## DE L'ORTHODIAGRAPHIE ET DE LA PERCUSSION DU CŒUR

DANS LE

# RÉTRÉCISSEMENT MITRAL PUR

PAR


**Le docteur H. VAQUEZ**

PROFESSEUR AGRÉGÉ A LA FACULTÉ DE MÉDECINE DE PARIS
MÉDECIN DE L'HÔPITAL SAINT-ANTOINE

ET

**Le docteur E. BORDET**

(DE PARIS)



PARIS

IMPRIMERIE DE LA *SEMAINE MÉDICALE*

31, rue Croix-des-Petits-Champs, 31

—

1909

# DE LA VALEUR COMPARÉE

## DE L'ORTHODIAGRAPHIE ET DE LA PERCUSSION DU CŒUR

DANS LE

## RÉTRÉCISSEMENT MITRAL PUR

Le diagnostic du rétrécissement mitral est chose le plus souvent aisée et l'auscultation nous donne le plus habituellement des renseignements qui nous permettent d'en affirmer la réalité.

Cependant, il est des cas où l'examen le plus minutieux ne permet pas d'arriver à une conclusion formelle. D'autres fois, alors que la sténose ne paraît pas douteuse, on n'est pas en mesure de décider si elle est l'unique lésion ou si un certain degré d'insuffisance ne lui est pas associé. Il en résulte une incertitude dont l'importance pratique est considérable, la conduite à tenir étant, suivant l'une ou l'autre solution, sensiblement différente. Il nous semble que de la réunion des données fournies par l'orthodiagraphie et la percussion, il résulte dès maintenant des indications suffisantes pour lever les doutes dans les cas litigieux que nous venons de rappeler.

Nous allons tout d'abord exposer les données fournies par la radiologie et l'orthodiagraphie en nous rappelant que, pour établir en toute certitude le diagnostic de la sténose mitrale pure, il faut être avant tout renseigné sur le volume du ventricule gauche et celui de l'oreillette correspondante.

Pour y parvenir, l'examen radioscopique devra se faire dans deux positions au moins : position frontale et position oblique. En position frontale on observera surtout les modifications de dimension et de configuration des ombres ventriculaire gauche et auriculaire droite. En position oblique, on obtiendra des renseignements sur la saillie de l'ombre de l'oreillette gauche. C'est en groupant les données fournies par les tracés dans ces différentes positions que nous arriverons à formuler des conclusions pratiques.

## I

Les tracés orthodiagraphiques du cœur, en position frontale, offrent dans le rétrécissement mitral pur des particularités qui se retrouvent toujours (1).

D'une façon générale, ce qui frappe tout d'abord, c'est le développement modéré du cœur gauche, la tendance à la rectitude du contour de son ombre, en même temps que le développement accentué de l'aire de projection du cœur à droite du sternum. Nos observations confirment celles que M. Destot a présentées à la Société nationale de médecine de Lyon, en 1904.

Nous allons étudier en détail ces diverses particularités.

*Contour gauche.* — Avant d'étudier la ligne qui limite le bord ventriculaire gauche (ligne G G' sur nos figures et dont nous verrons plus loin comment on repère le point G), remarquons la direction oblique que prend rapidement le contour de l'ombre au-dessous de l'arc aortique. Il s'agit à ce niveau de la projection de l'artère pulmonaire et de l'auricule gauche. Leur profil peut faire au-dessus du ventricule une saillie plus ou moins marquée. Nous reviendrons plus loin sur ce sujet.

Arrivons à l'ombre du cœur gauche. Sur un sujet normal, la ligne G G' est nettement bombée dans son tiers supérieur et

---

(1) Tous nos tracés orthodiagraphiques sont pris sur les malades dans le décubitus dorsal. Ceux-ci sont étendus sur un lit de sangle, l'ampoule de Röntgen se trouvant au-dessous de la sangle et l'inscription se faisant sur du papier au devant du thorax, avec l'appareil de Destot. Nous avons adopté systématiquement cette position afin de nous mettre, pendant l'examen radioscopique, dans les mêmes conditions d'inclinaison du corps que lors du tracé de l'aire de percussion. Nous pouvons ainsi comparer les résultats de ces deux méthodes d'investigation et nous avons toujours constaté qu'ils se confirmaient ou se complétaient.

s'arrondit au niveau de la pointe (*fig. 1*). Dans les cas de rétrécissement mitral pur que nous avons observés, cette ligne n'est plus bombée, elle tend vers la rectitude. Lorsqu'elle rencontre la ligne diaphragmatique, elle forme avec elle un

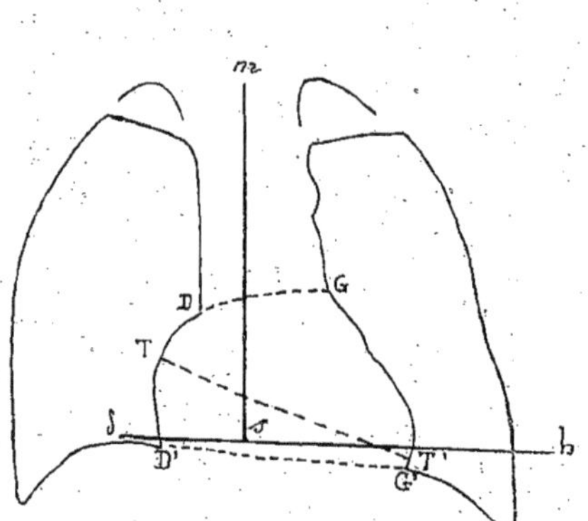

Fig. 1 (1).

Cœur normal. Adulte de 26 ans.
Bord gauche, G G' = 10 cent. 8.
Bord droit, D D' = 8 cent. 5.
Diamètre transverse, T T' = 13 cent. 8.
La ligne D G monte vers G de 1 cent.
La ligne δ G' s'incline vers G' de 1 cent. 1/2.
Aire du cœur, 94 centimètres carrés.

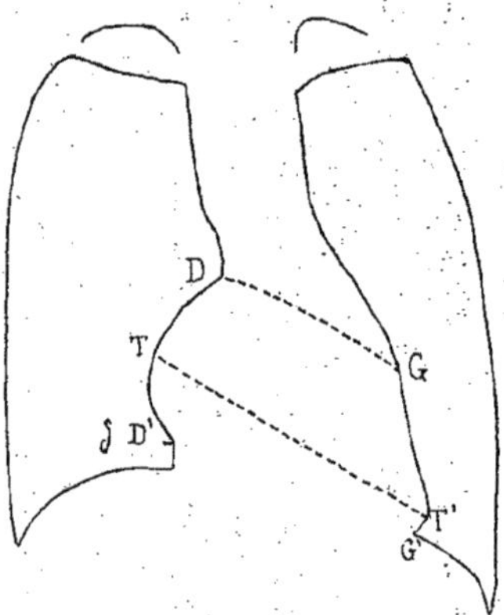

Fig. 2.

Rétrécissement mitral pur. Homme de 24 ans.
Bord gauche, G G' = 8 cent.
Bord droit, D D' = 9 cent.
Diam. transverse, T T' = 15 cent.
G' à 3 cent. 1/2 au-dessous de δ.
G à 4 cent. au-dessous de D.

angle net plus ou moins aigu. L'obliquité de cette ligne vers le contour thoracique gauche est modérément marquée. Elle dépend toutefois des constantes anatomiques normales du sujet, du type physiologique de son cœur (cœur oblique, cœur transverse). Ces trois caractéristiques : rectitude, obliquité, angle diaphragmatique peuvent varier dans une certaine mesure suivant le degré, la phase d'évolution de la sténose.

Le tracé de la *figure 2* représente le cœur d'un jeune homme de vingt-quatre ans, de constitution frêle, atteint de rétrécissement mitral pur depuis son enfance : frémissement cataire très accentué ; roulement diastolique des plus nets à la pointe.

---

(1) Tous les cardiogrammes sont réduits au 1/5e.

Celle-ci bat sous la sixième côte. L'oreillette gauche est agrandie à la percussion. Troubles fonctionnels : cyanose des extrémités très accentuée lorsque la température extérieure est basse; dyspnée d'effort gênant considérablement le malade dans l'exercice de sa profession. Musicien, il a dû abandonner le violon pour ne jouer que du piano.

On remarque sur cet orthodiagramme l'abaissement du point $G$ au-dessous de la saillie de l'artère pulmonaire et de l'auricule gauche; un bord ventriculaire linéaire, presque vertical, qui non seulement n'est plus bombé mais est très légèrement concave vers la gauche; la pointe $G'$ abaissée de 3 centimètres ¹/₂ au-dessous de δ et très vaguement arrondie.

Le tracé de la *figure 3* est celui d'une malade, âgée de

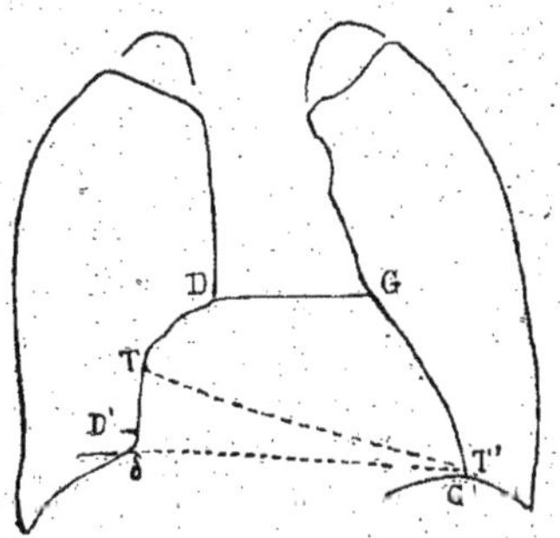

Fig. 3.

Rétrécissement mitral pur.
Femme de 35 ans.

Bord gauche, $G G' =$ 8 cent.
Bord droit, $D D' =$ 8 cent.
Diamètre transverse, $T T' =$ 14 c. 2.
Ligne $D G$ presque horizontale.
Ligne δ $G'$ presque horizontale.

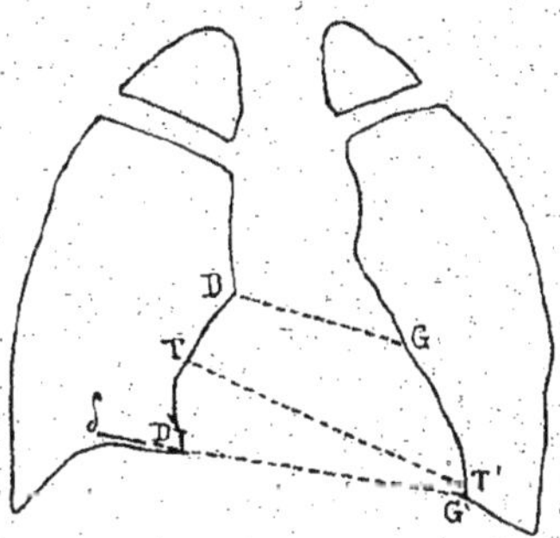

Fig. 4.

Rétrécissement mitral pur.
Femme de 37 ans.

Bord gauche, $G G' =$ 6 cent. 7.
Bord droit, $D D' =$ 7 cent.
Diamètre transverse, $T T' =$ 13 c.
La ligne $D G$ est inclinée vers $G$ de 2 cent. environ.
La ligne δ $G'$ est inclinée vers $G'$ de 3 cent.

trente-cinq ans, atteinte d'une sténose mitrale pure : roulement diastolique à la pointe, claquement d'ouverture de la mitrale, pointe du cœur dans le cinquième espace, oreillette gauche agrandie, indolore à la percussion. Les troubles fonctionnels ont débuté vers l'âge de seize ans et se sont aggravés depuis six mois (douleur précordiale irradiée dans le bras gauche, palpitations, vertiges, insomnies, dyspnée d'effort empêchant tout travail; pouls 120, tension systolique de 11 à 12, tension diastolique 10).

Sur son tracé on peut constater que le bord gauche *G G'* est limité par un trait sans courbures accentuées, tendant à être linéaire et qui coupe à angle aigu la courbe diaphragmatique.

La *figure* 4 est l'orthodiagraphie d'une femme, âgée de trente-sept ans, à thorax assez étroit, dont la santé est médiocre depuis une douzaine d'années : vertiges, troubles dyspeptiques, dyspnée surtout intense dans la position horizontale. Signe clinique d'auscultation : roulement diastolique à la pointe. A la percussion, matité augmentée de l'oreillette gauche.

La *figure* 5 nous montre un bord gauche moins rectiligne,

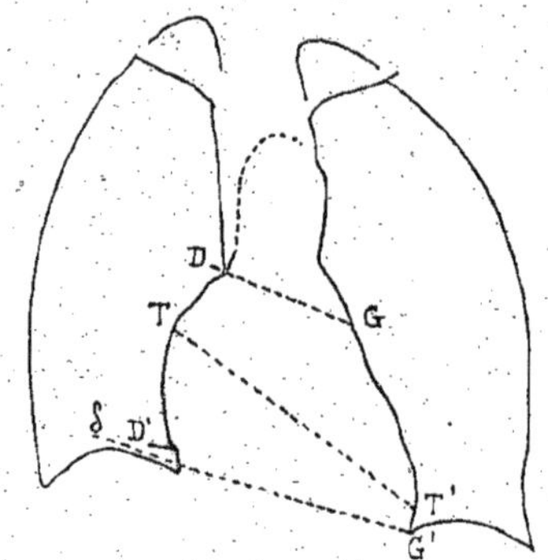


*Fig. 5.*

Rétrécissement mitral pur.
Homme de 33 ans.

Bord gauche, *G G'* = 10 centimètres.
Bord droit, *D D'* = 10 centimètres.
Diamètre transverse *T T'* = 13 centimètres.
Ligne *D G* inclinée vers *G* de 2 cent. 3.
Ligne δ *G'* inclinée vers *G'* de 3 centimètres.

légèrement bombé, un peu arrondi au niveau de l'ombre diaphragmatique. Son obliquité est peu marquée, il tend vers la verticale. Il s'agit d'un homme de trente-trois ans qui présente les symptômes cliniques du rétrécissement mitral pur, peu serré, dont l'oreillette gauche est très légèrement agrandie. Le malade n'accuse, d'ailleurs, aucun symptôme morbide du côté de son cœur. Il est entré à l'hôpital Saint-Antoine pour une affection oculaire.

Nous devons attirer l'attention sur un point de technique important concernant le contour de l'ombre à gauche : nous voulons parler de la délimitation de l'origine du bord ventriculaire à sa partie supérieure. Quand on examine un orthodiagramme de cœur normal, on voit, en suivant de bas en haut la ligne qui figure le bord gauche que, en un point donné, celle-ci change brusquement de direction ; après avoir décrit une courbe à direction interne, elle se relève à angle net pour atteindre la clavicule gauche en longeant le bord du sternum. On remarque un changement de direction analogue sur le bord droit, à peu près à la même hauteur. Ces angles ainsi formés marquent l'intersection des ombres des vaisseaux et de la base du cœur. La plupart des auteurs ont convenu de figurer la base du cœur par une ligne arbitraire, droite ou courbe, allant de l'angle droit à l'angle gauche (ligne *D G* sur nos figures).

Il est impossible de procéder de la même façon dans l'orthodiagraphie d'un rétrécissement mitral, sans s'exposer à commettre une erreur. L'angle du bord gauche ne répond pas exactement à l'origine du ventricule gauche et, d'ailleurs, il s'efface ou devient très confus la plupart du temps. En effet, la ligne oblique et presque rectiligne, qui limite l'ombre du cœur à gauche, commence parfois au-dessous de la courbe de la crosse aortique. Elle limite au début, comme nous l'avons vu, l'ombre de l'artère pulmonaire et de l'auricule gauche. Pour repérer le point d'origine du ventricule gauche, le meilleur moyen consiste à observer les battements de son ombre. Si l'on prend le pouls du malade, on constate que les mouvements de retrait de l'ombre du ventricule (systole ventriculaire) ont lieu au moment où l'on perçoit la pulsation. En remontant vers la base du cœur on s'aperçoit qu'en un point précis la pulsation cesse d'être sentie au moment du retrait ; elle n'est plus synchrone avec la systole ventriculaire, mais avec le mouvement d'expansion de l'ombre : c'est l'artère pulmonaire que l'on voit battre. Quelquefois les battements à ce niveau sont assez faibles, mais ce qu'il est toujours possible d'observer, c'est la zone où les battements ventriculaires cessent. En ce point nous marquerons un repère. Si nous relions ce repère au point d'intersection de la courbe de l'oreillette droite avec l'ombre du sternum et des veines caves supérieures, nous observerons que, dans le rétrécissement mitral pur, cette ligne suit une direction qui va de l'horizontale jusqu'à une obliquité marquée de la droite du cœur à sa gauche et de haut en bas, tandis qu'elle s'élève généralement de droite à gauche dans le cœur normal. Le point d'origine du bord ventriculaire à la base du cœur est donc abaissé.

Cette constatation est confirmée par les tracés de percussion. Si l'on se reporte aux *figures 6* et 7 représentant le tracé de

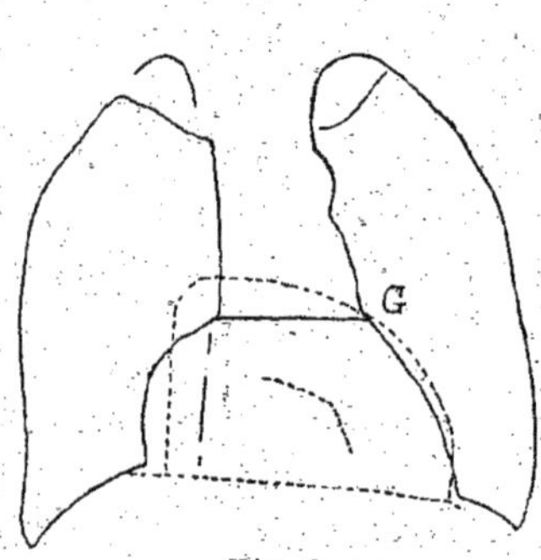

Fig. 6.
En traits pleins, tracé orthodiagraphique de la *figure 3*.
En traits pointillés, tracé de percussion de la même malade.

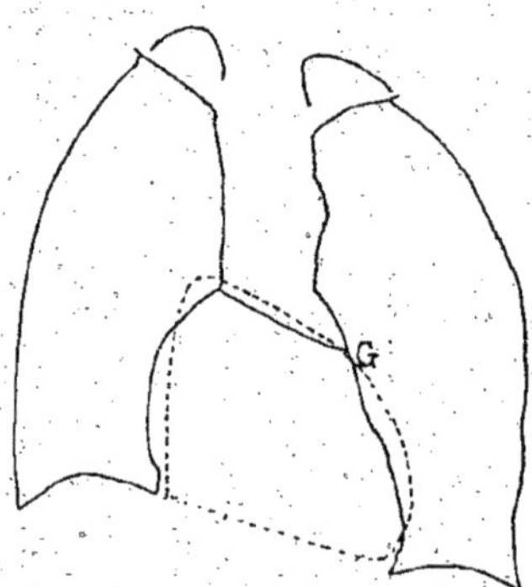

Fig. 7.
En traits pleins, tracé orthodiagraphique de la *figure 5*.
En traits pointillés, tracé de percussion du même malade.

percussion (lignes pointillées) décalqué sur le tracé de projec-tion (lignes pleines) on note que la courbe qui limite la zone de matité de la base du cœur rencontre la ligne qui limite l'ombre médiastinale gauche exactement au point *G*.

Nous terminerons enfin ce qui a rapport au bord gauche en disant que la longueur de celui-ci n'est jamais augmentée. Elle est normale ou inférieure à la normale. Nous avons trouvé dans nos observations des chiffres variant entre 6, 7 et 10 centimètres.

*Pointe du cœur.* — La pointe du cœur, ainsi que nous l'avons vu, est figurée généralement par un angle, parfois très aigu. C'est ce qui fait dire à M. Destot que dans le rétrécissement mitral la pointe du cœur est « pointue ». Nous pensons que cette pointe est d'autant plus marquée que le rétrécissement pur est plus serré, plus ancien (ainsi qu'il ressort de l'observation du cas représenté *fig. 3*). Lorsque la sténose est peu prononcée la pointe est encore légèrement arrondie (comme l'indique le tracé du cas représenté *fig. 5*).

La pointe est toujours notablement éloignée du contour thoracique gauche, souvent elle se trouve un peu plus rejetée en dedans qu'à l'état normal (*fig. 5*).

Une autre remarque qui ressort de nos observations est celle qui a trait à l'abaissement de la pointe. Si, de la partie la plus élevée de la courbe diaphragmatique droite (soit le point δ), nous tirons une ligne qui aille rejoindre la pointe du cœur en G', nous voyons que sur le tracé normal (*fig 1*) cette ligne est abaissée de 1 centim. ¹/₂ par rapport à une ligne idéale (δ h) qui partirait du point δ et serait perpendiculaire à une ligne verticale médio-sternale (m s). Remarquons, d'autre part, que la ligne D G monte vers G de 1 centimètre. Ces deux lignes suivent donc une direction contraire. Chez d'autres sujets normaux à cœur petit la ligne δ G' peut être horizontale. Dans le rétrécissement mitral la ligne δ G' peut être horizontale (*fig. 3*). Le plus souvent — et cela résulte de l'observation d'un certain nombre d'autres cas dont nous ne pouvons donner ici les tracés, — cette ligne s'abaisse au-dessous de l'horizontale de 2, 3 centimètres et plus, ce qui indique un abaissement de la pointe. Mais en même temps la ligne D G s'abaisse également. En d'autres termes, nos tracés peuvent indiquer à la fois un abaissement de la pointe du cœur et du point d'origine du bord ventriculaire.

*Contour de l'ombre droite.* — L'aire de projection du cœur déborde très notablement le bord droit du sternum. Son contour est figuré par une ligne courbe qui s'écarte du sternum dès son origine pour s'en rapprocher au voisinage du diaphragme droit. De ce fait le diamètre transverse du cœur T T' peut être augmenté.

On remarque souvent que la ligne de contour droite prend, à sa partie terminale, une direction verticale jusqu'à l'ombre diaphragmatique : elle limite alors l'ombre de la veine cave inférieure.

Si l'on mesure la longueur de la ligne D D', on note généralement un chiffre relativement supérieur à la normale. En comparant cette longueur D D' à celle du bord gauche G G', on établit le rapport de ces deux bords. Alors que pour un cœur normal G G' est plus grand que D D' de 1 à 3 centimètres environ, on a souvent dans le rétrécissement mitral pur G G' à peine supérieur, égal ou même inférieur à D D'. Cela résulte de la mensuration de la majorité des tracés que nous possédons. Dans ceux que nous publions nous avons, pour le premier cas : bord gauche 8 centimètres, bord droit 9 centimètres ; pour le deuxième cas : bord gauche 8 centimètres, bord droit 8 centimètres; pour le troisième cas : bord gauche 10 centimètres, bord droit 10 centimètres.; pour le quatrième cas : bord gauche 6 centim. 7, bord droit 7 centimètres.

Ces caractères particuliers imprimés à la projection frontale de la silhouette du cœur, se retrouvent en partie dans les cas où le rétrécissement mitral n'existe pas à l'état de pureté. Pour fixer les idées, nous reproduisons le tracé (*fig. 8*)

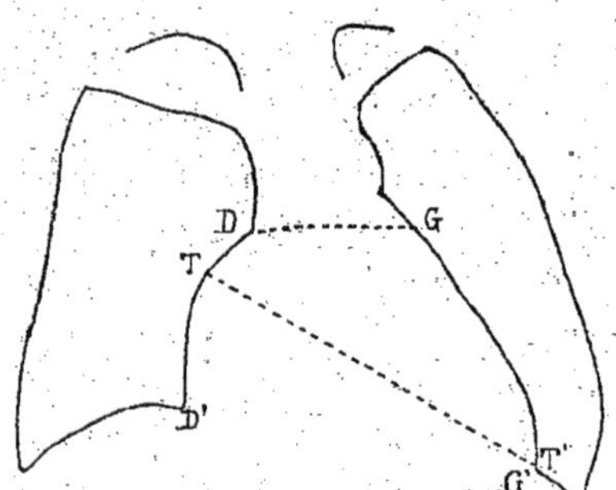


*Fig. 8.*

Rétrécissement mitral et insuffisance mitrale.
Bord gauche, G G' = 12 cent. 7.
Bord droit, D D' = 9 cent. 5.
Diamètre transverse, T T' = 17 centimètres.
G à 1 centimètre au-dessus de D.
G' à 2 centimètres au-dessous de D'.

du cœur d'un malade atteint de rétrécissement avec insuffisance. Ici encore la ligne G G' tend vers la rectitude et la

**

pointe fait un angle aigu avec la voûte diaphragmatique. Mais
la longueur du bord ventriculaire est augmentée (12 centim. 7).
Celui-ci commence plus haut et la pointe est abaissée. Le
diamètre transverse du cœur est notablement agrandi (17 centimètres), et la pointe du cœur est rejetée vers la partie
externe. Le bord droit est plus court que le gauche. Ces der-
niers caractères semblent particuliers à la sténose compliquée
d'insuffisance; lorsqu'ils existent ils doivent faire rejeter le
diagnostic de rétrécissement mitral pur.

Avant de donner aux faits que nous venons d'exposer l'interprétation qui nous paraît leur convenir, nous comparerons
les données de l'examen radioscopique à celles qui sont fournies par la percussion.

Pour la majeure partie de la figure obtenue dans l'un et
l'autre cas, il y a identité absolue : le contour du bord gauche,
la position de la pointe sont fixés par la percussion avec leur
forme et leur siège précis. La petitesse de l'aire de percussion constatée sur les tracés concorde avec le peu de développement de l'organe prouvé par l'orthodiagraphie.

En résumé, dans la sténose mitrale pure, le ventricule
gauche est petit, ce qui concorde avec les constatations anatomiques. « Cette diminution, dit Merklen (1), autrefois attri-
buée à une atrophie de ses parois, n'est due qu'à sa moindre
capacité. Ne recevant qu'une petite quantité de sang à chaque
diastole, le ventricule gauche a une masse liquide à mouvoir
moindre que normalement et sa capacité se rétracte progressivement, mais l'épaisseur de ses parois ne présente pas ordi-
nairement de modifications bien appréciables. Telle est la
conclusion de Potain et Rendu, d'ailleurs confirmée par les
recherches très précises de Briquet. »

Comment se fait-il que les cliniciens n'aient pas été toujours
d'accord sur ce point? Cela tient, à notre avis, à ce que certains
n'ont tenu compte dans l'estimation du volume du cœur que de
la position de la pointe. La palpation révèle souvent que

_________

(1) P. MERKLEN. Art. « Maladies du cœur », in. Traité de médecine et de
thérapeutique de Brouardel et Gilbert, t. VI, p. 202. Paris, 1899.

celle-ci est abaissée et vient battre alors à la partie inférieure du cinquième espace ou même plus bas encore, mais elle indique aussi qu'assez habituellement elle est rejetée en dedans. Or, cette unique constatation est insuffisante pour juger du développement de l'organe; si l'on suppose que celui-ci est abaissé dans la totalité on comprendra que sa pointe puisse se trouver rejetée au-dessous de la place qu'elle devrait normalement occuper sans que le volume du cœur soit pour cela augmenté. C'est en effet ce qui existe et si, après avoir pratiqué la percussion méthodique et fixé le tracé du cœur, on en mesure l'aire, suivant le procédé de Potain, on s'apercevra bientôt que celle-ci ne dépasse pas la dimension normale. L'orthodiagraphie confirme ainsi pleinement les données de la percussion et met la clinique en complet accord avec l'anatomie pathologique.

Le bord droit du cœur présente, avons-nous vu, un développement assez marqué habituellement et que seule la radioscopie permet de déceler. La percussion donne, on le sait, à ce sujet des renseignements qui peuvent être contestables. Appliquée à la délimitation du ventricule gauche, elle fournit des résultats précis et indiscutables parce que l'épaisseur de l'organe, sa proximité de la paroi thoracique, donnent au doigt qui percute non seulement un abaissement très net de la sonorité mais aussi une sensation de résistance toute spéciale. Il n'en est pas de même pour les cavités droites et c'est parfois un peu par intuition qu'on les retrouve à l'état normal, par la percussion faite sur le bord du sternum. Cependant, si ces cavités sont fortement distendues, comme il arrive au cours de l'asystolie, alors l'hésitation n'est plus possible et la délimitation de leur contour se fait avec la plus grande exactitude.

Au cours de la sténose mitrale pure, à la période d'adaptation, le développement un peu exagéré de l'oreillette droite que révèle l'examen radioscopique n'a, à coup sûr, rien à faire avec un état asystolique, il échappe dès lors à la percussion. Cependant il existe, à quelle cause faut-il l'attribuer?

C'est ici que doit intervenir l'interprétation que nous devons maintenant fournir de la forme particulière de l'ombre cardiaque dans la sténose mitrale pure, et cette interprétation,

M. Arcelin (1) a décrit dans sa thèse le signe suivant : « A l'éclairage oblique, chez l'homme normal le médiastin postérieur donne une étroite bande claire située entre le cœur et la colonne vertébrale; dans le rétrécissement mitral, cette bande claire disparaît dans sa partie postéro-inférieure. » Aucun tracé n'accompagne cette description et l'auteur ne nous dit pas dans quelle position oblique il place son malade.

Enfin M. Galli (2) a publié en 1908 un tracé de sténose mitrale où il indique une saillie surmontant le bord du ventricule gauche et qu'il désigne comme étant la projection de l'oreillette gauche agrandie et dont les pulsations sont nettement présystoliques.

La saillie que l'on constate parfois si nettement entre la crosse de l'aorte et l'origine du ventricule gauche n'est pas due, selon nous, à la projection de l'ombre de l'oreillette gauche, comme l'ont écrit certains auteurs; du moins n'avons-nous pas constaté de faits semblables à ceux qui ont été publiés. Mais nous pensons que l'augmentation de volume de l'oreillette peut contribuer pour une part à refouler l'auricule en haut et en dehors et à rendre son ombre plus visible. Deux autres facteurs interviennent d'ailleurs pour modifier la configuration du contour gauche dans la zone qui nous occupe : l'abaissement de l'organe qui exerce une certaine traction sur les vaisseaux et rend plus rectiligne le profil de l'artère pulmonaire, enfin le peu de développement du ventricule gauche qui, par comparaison, rend plus apparentes les modifications de la projection de l'artère pulmonaire et de l'auricule gauche. Nous admettons, d'ailleurs, que cette particularité contribue à la caractéristique orthodiagraphique du rétrécissement mitral. Nous croyons toutefois qu'il n'est pas rigoureusement exact de déduire du degré de saillie de l'auricule gauche un degré correspondant d'augmentation de volume de l'oreillette du même côté. Si l'on veut bien se reporter à nos tracés on notera par exemple que dans le cas représenté par la *figure 3*

---

(1) F. ARCELIN. Les formes de l'aire de projection du cœur pathologique. (*Thèse de Lyon*, 1906, p. 33.)

(2) G. GALLI. L'ortodiagrafia nella diagnosi delle malattie di cuore. (*Polilinico*, partie méd., 1908, XV, 2.)

la saillie en question est peu apparente alors que, nous l'établirons plus loin, l'oreillette gauche est grande; au contraire, dans le cas représenté par la *figure 4* cette saillie est nette, tandis que l'oreillette de cette malade est peu agrandie.

Il faut donc rechercher un moyen plus précis de constater les changements de volume de l'oreillette gauche.

Si nous étudions une figure anatomique représentant schématiquement (*fig. 9*) une coupe de sujet congelé passant par la

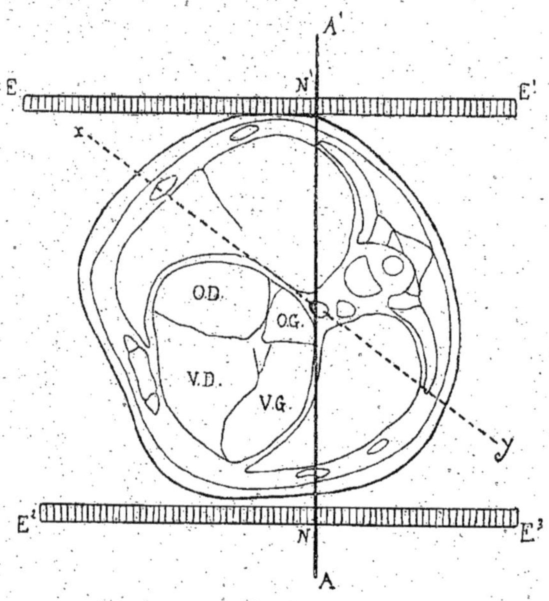


*Fig. 9.*

Coupe schématique d'un sujet congelé passant par la huitième vertèbre
(d'après Luschka).

huitième dorsale, nous pouvons faire les remarques suivantes. Pour qu'un rayon normal partant d'une ampoule de Röntgen, située en *A*, soit tangent au bord le plus saillant du contour de l'oreillette gauche et passe par la zone transparente comprise entre le cœur et la colonne vertébrale, il est nécessaire qu'il suive la direction *N N'*. Supposons que l'écran fluorescent se trouve placé suivant le plan *E E'*. Pour que le rayon normal lui soit perpendiculaire, le corps du sujet devra occuper une position oblique telle que l'épaule droite soit en contact avec l'écran, la colonne vertébrale se trouvant éloignée de ce dernier suivant un angle de 45° à 50°. Si, inversement, l'ampoule occupe la position $A'$ et l'écran le plan $E^2, E^3$, le thorax aura une direction oblique de même degré, mais c'est l'épaule gauche qui se trouvera près de l'écran.

Nous appellerons *position oblique postérieure droite* celle dans laquelle le sujet tourne le dos à l'observateur et touche l'écran de l'épaule droite et *position oblique antérieure gauche* celle dans laquelle le sujet fait face à l'observateur et touche l'écran de l'épaule gauche.

Ces deux positions sont, ainsi qu'il est aisé de s'en rendre compte, les positions de choix pour atteindre le bord de l'oreillette gauche par les rayons de Röntgen. Les parois de cette cavité s'hypertrophiant ou se dilatant, leur contour se développera en arrière et à gauche de l'ombre du cœur. La ligne $N\,N'$ passera toujours par la zone d'accroissement.

Si nous supposions un rayon normal dirigé suivant la ligne $x\,y$, il serait tangent lui aussi sur ce schéma à l'oreillette gauche. Mais pour peu que l'inclinaison du cœur varie ou que l'oreillette droite augmente de volume, la projection serait d'une interprétation douteuse.

Voyons maintenant quels résultats fournit l'examen d'un sujet normal (1).

La première constatation que nous avons à faire est celle de l'angle sous lequel la pointe du ventricule gauche disparaît du champ pulmonaire gauche et se confond avec l'ombre de la

---

(1) Voici quelques détails sur la mise en position du patient. Nos examens obliques se font pour plus de commodité dans la station debout.

Si nous nous disposons à prendre d'abord l'orthodiagramme du cœur en oblique postérieure droite, nous commençons par examiner le sujet en position dorsale, les deux épaules en contact avec l'écran qui est fixe et dans un plan parallèle à celui dans lequel se meut le tube de Röntgen. Nous vérifions par un examen d'ensemble et sous des incidences variées les rapports des ombres projetées. Puis, maintenant l'épaule droite du malade en contact avec l'écran, nous éloignons progressivement l'épaule gauche de ce même écran et nous avons soin d'observer les changements des ombres thoraciques. Chaque fois que nous notons une particularité, nous pouvons constater le degré d'obliquité du corps à ce moment. A cet effet, nous avons fait construire un support-dossier mobile autour d'un pivot fixé au bord horizontal de l'écran et maintenant les épaules dans la position choisie. Il est facile de lire sur l'appareil les degrés de l'angle qu'il forme avec le plan de l'écran.

colonne vertébrale. En effet, plus le ventricule est petit, moins son ombre se développe à gauche et plus vite elle s'efface en position oblique. Chez le sujet normal elle n'est plus visible sous un angle de 30° à 35°.

Ensuite nous voyons l'ombre vertébrale continuer à s'avancer à gauche et commencer à s'écarter de l'ombre globuleuse du cœur dans ses parties haute et basse. Puis, le mouvement oblique augmentant, l'ombre du cœur et celle de la colonne vertébrale arrivent à se distinguer l'une de l'autre et sont séparées dans toute leur longueur par une étroite bande claire. Il est utile de marquer sous quel angle l'ombre du cœur commence à se détacher de l'ombre vertébrale. Chez le sujet normal, cet angle est d'environ 40°. Sous les angles de 45° à 50°, en général, le cœur et la colonne vertébrale sont nettement éloignés l'un de l'autre et séparés par un espace assez large de parenchyme pulmonaire lumineux; on peut alors étudier en détail les courbes de leurs ombres respectives.

Si l'on trace sur une feuille de papier, par la méthode orthodiagraphique, le contour des ombres, on obtient les *figures 10, 11, 12*. Si l'on se reporte à la *figure 11* (*O P D*, 50°),

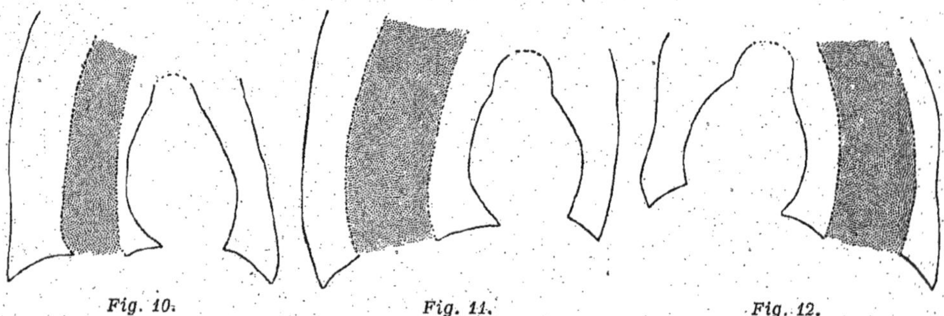

| Fig. 10. | Fig. 11. | Fig. 12. |
|---|---|---|
| Cœur normal. *O P D* à 42°. | Cœur normal. *O P D* à 50°. | Cœur normal. *O A G* à 50°. |

le premier trait à gauche représente le tracé du bord pulmonaire gauche. Les deux traits limitant une ombre figurent la colonne vertébrale. La dernière ligne, à droite, est le contour de la plage pulmonaire droite. Les lignes inférieures représentent les diaphragmes. Au milieu le tracé du cœur. Entre son ombre et celle de la colonne vertébrale se trouve l'espace clair rétro-cardiaque. Il est plus large en haut, au niveau du petit renflement formé par l'ombre des vaisseaux de la base, un peu moins large au niveau du tiers supérieur du cœur, se rétrécit légèrement en descendant pour aller en s'élargissant de nouveau vers la ligne diaphragmatique.

La largeur générale de l'espace clair peut varier d'un sujet à l'autre quoique le degré d'obliquité de la position soit le même. Il dépend de deux facteurs anatomiques : le volume du cœur et le diamètre antéro-postérieur de la cage thoracique, facteurs qui modifient à l'état normal la distance du cœur à la colonne vertébrale. En pratique nous mesurons le diamètre antéro-postérieur extérieur du thorax. Nous portons l'une des branches d'un large compas sur le sternum au niveau de l'insertion des troisièmes côtes, l'autre branche en un point symétrique de l'épine dorsale et nous en mesurons l'écartement. Nous avons ainsi des mesures approximatives qui donnent des renseignements cliniques suffisants.

L'orthodiagramme obtenu dans la position oblique antérieure gauche (1) (*fig. 12*) donne des renseignements analogues à ceux de l'oblique postérieure droite. Il est avantageux de prendre ces deux tracés. Ils se précisent et se confirment mutuellement.

Il est certain que l'examen du cœur en oblique est assez délicat. Pour être mené à bonne fin, il est nécessaire que les plages pulmonaires soient transparentes et qu'aucune ombre parasite due à des infiltrations, à de volumineux ganglions, à une tumeur dense, à un épanchement liquide ou seulement à des seins volumineux chez la femme, ne vienne obscurcir la région. Nous devons encore signaler la difficulté qu'on rencontre à suivre les ombres médiastinales dans les positions obliques. Celles-ci sont, en effet, le siège de déplacements respiratoires de haut en bas et d'arrière en avant, d'autant plus accentués qu'on demande aux patients de respirer ample-

---

(1) La position oblique antérieure gauche s'obtient, le malade étant préalablement placé en position frontale, en maintenant l'épaule gauche du sujet en contact avec l'écran et en éloignant l'épaule droite. L'angle d'obliquité favorable est entre 45° et 50°.

ment pour que les poumons soient plus clairs et que, d'autre
part, les malades sont plus ou moins dyspnéiques du fait de
leur affection. Enfin l'immobilité des sujets est rarement par-
faite. Les tracés sont donc pris en plusieurs temps respiratoires, de sorte que les ombres des deux positions ne sont
jamais d'égale largeur. Mais ce fait n'offre qu'un intérêt médiocre. C'est l'étude du contour postérieur de l'aire du cœur
qui nous donnera, par les caractéristiques de sa courbe, les
indications utiles sur le volume de l'oreillette gauche.

Quel est, sur les tracés de projection, le siège de l'oreillette
gauche? Elle occupe les deux tiers postéro supérieurs de
l'ombre du cœur, l'ombre des vaisseaux non comprise. Pour
nous en assurer, nous avons examiné un malade de la salle
Lorain, auquel MM. Clerc et Esmein avaient fait déglutir une
petite ampoule en caoutchouc pleine d'air, destinée à prendre,
suivant la méthode de Minkowski et Frédericq, le graphique
des battements de l'oreillette gauche. Cette ampoule conte-
nant une certaine quantité de bismuth se voit nettement
(*fig. 13*). Elle est située à la partie postéro supérieure de l'ombre

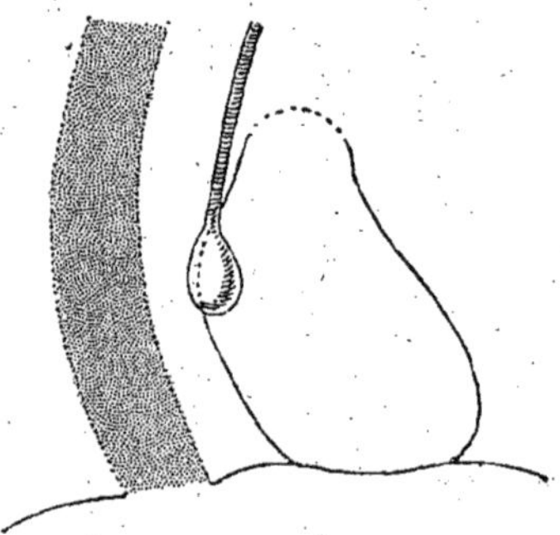

Fig. 13.

Schéma de projection d'ensemble en *O P D* d'une sonde et d'une ampoule
dans l'œsophage.

du cœur. Elle se trouve dans la zone des battements les plus
forts. Son ombre se profile en avant de l'ombre du cœur et cela
se comprend puisque l'œsophage où se trouve l'ampoule est
à droite (en avant par rapport à l'écran) de la portion la plus
saillante de l'oreillette gauche.

Il est encore possible de vérifier le siège de l'oreillette en observant les battements de ses parois. Ils se voient, en général, assez malaisément, étant brefs et de peu d'amplitude. Mais nous avons constaté plusieurs fois le retrait présystolique de l'ombre auriculaire gauche.

Arrivons maintenant à l'examen oblique d'un malade atteint de rétrécissement mitral pur. Le tracé (*fig. 14*) en oblique pos-

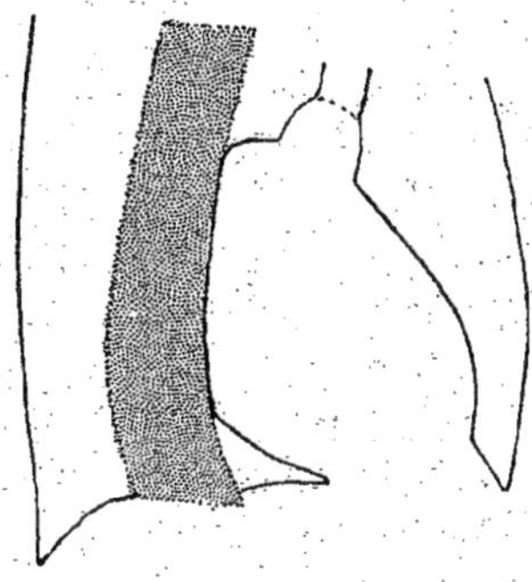

Fig. 14.
O D P. 50°.
Oreillette gauche très notablement augmentée de volume.

térieure droite (50°) est celui du malade dont la *figure 2* représente le tracé frontal. Il montre une oreillette dont les dimensions à la percussion sont de 8 c. 5 $\times$ 5 c. 5 allant noyer son ombre derrière celle de la colonne vertébrale.

Les tracés en position oblique des *figures 15* et *16* sont ceux

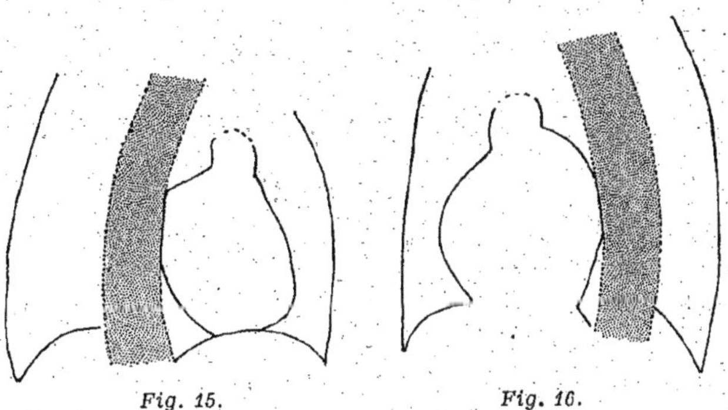

<table>
<tr><td>Fig. 15.</td><td>Fig. 16.</td></tr>
<tr><td>O P D, 45 à 50°.</td><td>O A G, 50°.</td></tr>
</table>

Oreillette gauche très notablement augmentée de volume.

de la malade dont le cardiogramme en position frontale se trouve *figure 3*. A la percussion, son oreillette gauche est augmentée de volume. Les diamètres de la zone mate sont de 8 centimètres de long et de 5 centim. 5 de large.

Les orthodiagrammes de cette malade montrent une oreillette gauche très notablement agrandie. Comme dans le cas précédent, la partie postéro-supérieure de l'ombre du cœur vient se confondre avec l'ombre de la colonne vertébrale entre 45° et 50°, effaçant la bande claire rétro-cardiaque dans une partie de son étendue. En bas, il ne subsiste qu'un petit triangle lumineux compris entre le bord ventriculaire, la colonne vertébrale et le diaphragme; en haut, le contour de l'oreillette se relève et décrit une courbe à grand diamètre qui va disparaître derrière l'ombre de la colonne vertébrale. Cette augmentation de la courbure du contour de l'oreillette est un signe d'agrandissement prononcé de l'oreillette gauche.

Mais cette cavité peut être augmentée de volume sans que l'espace clair rétro-cardiaque disparaisse. Il est certain qu'en position oblique à 50° plus l'espace clair sera réduit à la hauteur de l'oreillette, plus on sera en droit de penser que l'oreillette est augmentée. Mais nous avons vu que d'autres facteurs peuvent modifier la largeur de la bande transparente; néanmoins nous pensons que jamais hors d'un état pathologique l'ombre du cœur ne se confondra à 50° avec l'ombre de la colonne vertébrale.

Dans les cas de moindre évolution, ce qu'il faut examiner avec attention, c'est la configuration de la courbe qui s'étend de l'origine des vaisseaux au diaphragme. Lorsque l'oreillette est agrandie, c'est toujours à son niveau que cette courbe accuse son maximum de saillie.

Les *figures 17* et *18* montrent une oreillette gauche moyennement augmentée de volume : l'orthodiagraphie en position frontale de cette malade est celle de la *figure 4*. Le ventricule gauche y est inférieur à la normale et, en position oblique postérieure droite, celui-ci disparaît, en effet, rapidement entre 25° et 30°. Cliniquement, l'oreillette gauche est modérément augmentée de volume. Les diamètres de sa matité sont de 7 centimètres sur 5 centimètres. Sur les tracés en oblique

la courbe postérieure est assez rapprochée de la colonne vertébrale, mais il faut tenir compte que cette malade a un thorax

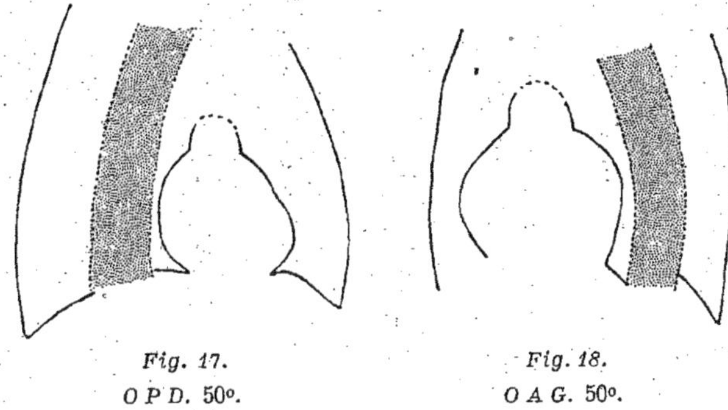

Fig. 17.                              Fig. 18.
O P D. 50°.                          O A G. 50°.
Oreillette gauche modérément augmentée de volume.

étroit. Ce qui est caractéristique, c'est la saillie modérée du
contour au niveau de l'oreillette.

Enfin les tracés en position oblique des *figures 19* et *20*

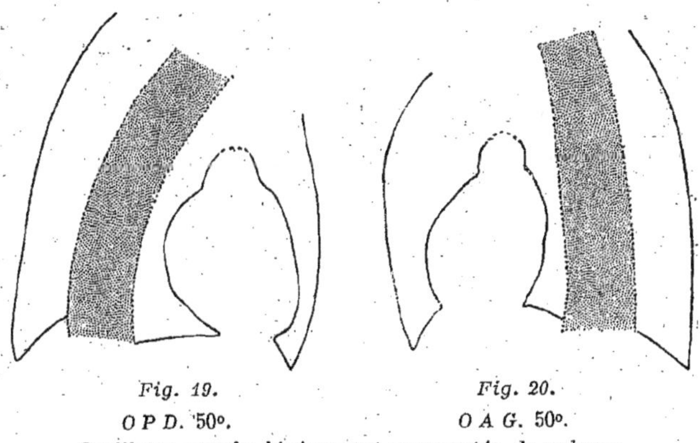

Fig. 19.                              Fig. 20.
O P D. 50°.                          O A G. 50°.
Oreillette gauche légèrement augmentée de volume.

laissent voir une oreillette légèrement augmentée de volume.
Ses diamètres de percussion sont, d'autre part, de 7 conti
mètres sur 5.

En somme, si nous comparons les tracés de projection aux
tracés de percussion, nous voyons que ces deux méthodes d'in-

vestigation nous renseignent dans le même sens sur l'état de l'oreillette gauche. L'avantage de la percussion est de donner une figure qu'on mesure, c'est-à-dire qu'on exprime par des chiffres. Toutefois, ceux-ci ne sont pas toujours d'une exactitude rigoureuse. Ainsi, chez un malade à thorax développé, dont le cœur est éloigné de la paroi postérieure, la surface de matité peut être réduite de ce fait et ne pas laisser reconnaître une hypertrophie de l'oreillette que, d'autre part, les rayons X indiqueraient. Des ganglions volumineux peuvent fausser la percussion et être révélés par la radioscopie. Par contre, une cause banale, telle que le développement des seins chez la femme, rendra impossible ou très difficile la radioscopie en position oblique. Donc les deux méthodes, loin de s'exclure, se complètent ou se confirment, ce qui a son importance.

Paris — Imp. de la *Semaine Médicale*, 31, rue Croix-des-Petits-Champs — J. Charpentier.